DE
L'ACTION RÉVÉLATRICE ET BIENFAISANTE
DES
EAUX SULFUREUSES DE CAUTERETS
SUR LA DIATHÈSE PALUSTRE

PAR LE

Dr Constant ROBERT

MÉDECIN EN CHEF DE LA MATERNITÉ (PAU)
MÉDECIN CONSULTANT A CAUTERETS
CHEVALIER DE LA LÉGION D'HONNEUR

PARIS
G. MASSON, ÉDITEUR
LIBRAIRE DE L'ACADÉMIE DE MÉDECINE
120, Boulevard St-Germain, 120

1886

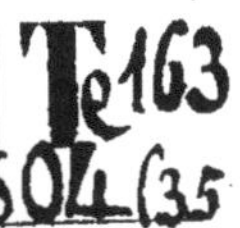

DE L'ACTION RÉVÉLATRICE ET BIENFAISANTE DES EAUX SULFUREUSES DE CAUTERETS SUR LA DIATHÈSE PALUSTRE

PAR LE

Dr Constant ROBERT

MÉDECIN EN CHEF DE LA MATERNITÉ (PAU)
MÉDECIN CONSULTANT A CAUTERETS
CHEVALIER DE LA LÉGION D'HONNEUR

PARIS
G. MASSON, ÉDITEUR
LIBRAIRE DE L'ACADÉMIE DE MÉDECINE
120, Boulevard St-Germain, 120

—

1885

PAU. — IMPRIMERIE VERONESE, RUE DE LA PRÉFECTURE, 11.

A LA MÉMOIRE

DU

PROFESSEUR H. DEPAUL

MON VÉNÉRÉ ET TRÈS REGRETTÉ MAITRE

A MON EXCELLENT MAITRE

M. le Docteur Eugène MOUTARD-MARTIN

MÉDECIN DE L'HOTEL-DIEU

MEMBRE DE L'ACADÉMIE DE MÉDECINE

HOMMAGE DE LA PLUS RESPECTUEUSE AFFECTION

AVANT-PROPOS

M. de Borie, « ancien et fameux médecin à Pau et à Cauterets », d'après le jugement de Théophile de Bordeu, écrivait, en 1714, que « la prévention ne règne pas seulement dans l'esprit des malades, elle étend encore son empire sur celui des médecins; pas un n'en est exempt, chacun a son remède favori, son remède universel, un remède puissant, convenable à toute sorte de maux et préférable par excellence à tous ceux de son espèce..... Quelque maladie qu'ils aient à combattre, ils ne demeurent jamais courts, ils ont toujours un ennemi prêt à leur opposer; je veux dire cet élixir de vie, cet antidote universel, en un mot, le remède chéri et qu'ils font prévaloir à tout autre (1) ».

Cette critique de M. de Borie (je me hâte de le noter, pour prévenir de malicieuses interprétations) s'appliquait à la corporation toute entière et non pas seulement aux médecins thermaux, qu'il est de mode aujourd'hui de railler agréablement sur les merveilles de guérison que produisent

(1) *La Recherche des eaux minérales de Cauterets avec la manière d'en user*, par le sieur Jean-François de Borie, docteur en médecine, imprimé à Tarbes chez Mathieu Roquemaurel, (in-12), 1714, p. 3.

chaque jour les eaux qu'ils administrent et font connaître à leurs confrères. Si chacun de nous, cependant, voulait bien faire un retour sur les habitudes de sa pratique médicale ordinaire, qui ne reconnaîtrait bien vite, quoique tout bas peut-être, que l'appréciation de Borie est restée vraie, même en 1885, et que nous avons tous une tendance à adopter certain dada de notre choix, que nous enfourchons trop souvent, avec une conviction parfaite ? Ainsi voit-on surgir chaque jour des remèdes nouveaux ou des applications nouvelles que préconise tel ou tel autre médecin en vogue, qui guérissent aujourd'hui de tous les maux et tombent demain dans un oubli profond, parfois immérité à certains égards.

Mais si l'esprit de l'homme est ainsi fait qu'il accueille trop volontiers, à certains jours, une idée préconçue, trop favorable à l'égard de certains remèdes, il a encore une tendance inverse, non moins fâcheuse et dérivant de la première, celle de rejeter d'emblée, ou du moins sans examen sérieux, l'expérience et les remèdes d'autrui. Et, d'ailleurs, que servirait de se fatiguer l'esprit à la recherche d'agents thérapeutiques, quand on a sous la main « l'élixir de vie, l'antidote universel ? »

Ne voyons-nous pas de nos jours, dans le même ordre d'idées, les chirurgiens dédaigner la médecine, qu'ils connaissent peu, et la plupart des médecins ordinaires se gaudir tout à l'aise des médecins thermaux jusqu'au jour où, vaincus par le mal, ils se décident eux mêmes à prendre nos conseils et à goûter de nos fontaines ! C'est là notre légitime vengeance, car une heureuse conversion suit de près la cure thermale.

Les eaux sulfureuses, plus que tout autre remède, ont été, en effet, et sont encore l'objet d'une double prévention également préjudiciable, de la part du public et des médecins. « Ceux qui se sont rendus uniquement attentifs aux tristes évènements qu'elles ont produits en diverses rencontres, sans considérer que la manière d'en user y avait beaucoup de part, sont devenus ennemis déclarés de ce remède, et l'ont regardé non seulement comme inutile, mais l'ont encore jugé toujours nuisible; ceux, au contraire, qui se sont laissé frapper des grands effets qu'elles produisent chaque jour, sans faire attention aux suites pernicieuses qu'elles entraînent souvent avec elles, les ont regardées comme un remède tout divin et toujours salutaire et toujours praticable (et ces derniers sont en plus grand nombre). Les uns et les autres, néanmoins, sont également éloignés de la raison et de la vérité qui partagent ces deux extrémités (1) ».

Mais à côté des enthousiastes et des détracteurs acharnés, dont nous parle Borie, il est encore, parmi les médecins, une classe de sceptiques et d'indifférents, la plus nombreuse assurément et la plus dangereuse, qui refuse à nos sources, sans les connaître, toute propriété curative ou nocive. Pour eux, le déplacement, l'air pur et balsamique de la montagne, l'oubli des préoccupations ordinaires de la vie, les excursions, le baccara peut-être, constituent le fonds le plus sérieux de la cure thermale! Aussi, les voyez vous, le cœur léger, se préoccuper avant tout,

(1) *De la Recherche des eaux de Cauteres*, etc., par J.-F. de Borie, 1714.

quand une direction thermale leur est demandée, de deviner et de satisfaire le caprice de leur client.

Ce scepticisme irraisonné est assurément fâcheux et produirait, dans la pratique, de singuliers résultats, si le médecin thermal ne savait habilement permettre ou refuser l'administration des eaux, dont il connaît les indications et contre-indications, les bienfaits et les dangers. Mais cette indifférence ou ce scepticisme si fréquent, même chez nos confrères les plus éminents, est assurément fort excusable, car l'enseignement classique officiel ne comporte, dans aucune de nos écoles ou facultés, l'étude de l'hydrologie thermale. Aussi le médecin le plus instruit ignore-t-il absolument, au terme de ses études, même les propriétés générales des divers groupes d'eaux minérales. Plus tard, les circonstances aidant, il arrivera, peut-être, en voyageant, à se faire par lui même et lentement une opinion sérieuse sur ces graves sujets. Mais quel temps perdu pour les pauvres malades, qui traînent misérablement, et sans recours possible, de vieilles infirmités ! Quelle est donc vraie cette pensée que Fr. de Bordeu a placée dans ses annotations du manuscrit de Th. de Bordeu, son frère : « Je sais bien qu'on croit tout savoir au sortir des écoles, et cependant on ne sait tout au plus qu'apprendre à lire au lit du malade ! J'ose dire que l'art est moins dans les livres que dans la tête et dans le tact d'un praticien éclairé ».

Nous n'avons aucune peine à avouer que, au terme de nos études, nous partagions entièrement le scepticisme de nos écoles en matière d'eaux thermales. D'ailleurs, la lecture des monographies, anciennes ou nouvelles, n'était pas toujours faite pour modifier nos préventions. Et comment pouvait-il en être autrement quand nous voyions les eaux sulfureuses, érigées en panacée universelle, guérir indifféremment les paralysies, la goutte, les maladies idiopathiques du foie, dissoudre les calculs de la vessie, nettoyer l'estomac des crudités qu'il renferme *et remettre en place le cartilage xiphoïde déplacé!* Installé à Pau dès 1868, au voisinage des fontaines sulfureuses les plus réputées, l'occasion nous fut donnée, presque malgré nous, d'observer l'action incontestable, et le plus souvent bienfaisante, de la médication sulfureuse dans nombre de cas bien déterminés. Dès lors, nos préjugés diminuèrent, et nous comprîmes qu'il est, en dehors de l'enseignement officiel, des vérités à démêler et à connaître. La disposition encore méfiante de notre esprit ne pouvait désormais que nous être utile dans la nouvelle étude que nous allions entreprendre, en nous gardant des enthousiasmes exagérés et des jugements trop hâtifs. Plus tard, dans notre pratique à Cauterets, nous nous sommes borné, pendant nombre d'années, à observer rigoureusement l'action physiologique et pathogénétique de nos eaux, à relever soigneusement nos observations quotidiennes, pour apporter un jour notre modeste grain de sable à l'édifice hydrologique. C'est ainsi que nous venons aujourd'hui entretenir nos confrères de l'action révélatrice des eaux de Cauterets sur la diathèse palustre, action qui n'a jamais été révélée jusqu'ici, mais qui nous paraît indéniable et d'un véritable intérêt dans la pratique thermale. Nous rencontrerons assurément des incrédules, un peu partout, mais nous avons tout espoir que nos distingués confrères de Cauterets voudront bien apprécier, sans préventions, les observations présentées à l'appui de nos conclusions et les contrôler dans leur pratique thermale.

CHAPITRE Ier

De l'impaludisme aux eaux sulfureuses par les Docteurs Minvielle, Borie, Th. de Bordeu, Cyprien Camus et Fabas.

Le Dr Minvielle (de Pau), qui exerçait à Cauterets avant Borie, et dont les œuvres sont aujourd'hui introuvables, avait constaté, nous dit Th. de Bordeu, que l'eau de la Raillère « est un remède contre l'hydropisie aqueuse, *qu'elle lève les obstructions du mésentère et qu'elle a la propriété de guérir les fièvres intermittentes*, et notamment la quotidienne (1) ». D'ailleurs, il ne citait aucun fait à l'appui de cette affirmation.

Le Dr J. F. de Borie rappelait, en 1714, que les eaux de Cauterets étaient utilisées dans le traitement des fièvres intermittentes, mais il ne partage pas à cet égard l'optimisme de Minvielle. « Remarquez aussi, dit-il, que je ne saurais approuver la conduite de ceux qui emploient nos eaux dans le traitement des fièvres intermittentes, car, *bien que l'expérience ait fait voir plusieurs fois qu'elles sont fébrifuges*, ce remède pourtant me paraît suspect; en effet, ou les fièvres d'accès sont accompagnées d'obstructions, ou elles ne le sont point ; si elles sont accompagnées d'obstructions, nous avons plusieurs apéritifs *dont l'usage*

(1) *Observations sur les Eaux Minérales de la généralité d'Auch*, extrait d'un manuscrit qui est entre les mains du Dr Duboué (de Pau).

n'est nullement risqueux et qu'il est plus naturel d'entreprendre ; si elles sont sans obstructions, le quinquina agira plus promptement, plus sûrement et plus infailliblement que les Eaux (1) ». Il semblerait, à la lecture de ce paragraphe, que Borie, tout en reconnaissant l'action fébrifuge des Eaux, ait eu cependant à subir, quelque sérieux mécompte dans leur application au traitement des fièvres intermittentes. Il est regrettable que cet habile et consciencieux observateur n'ait pas autrement développé sa pensée et légitimé ses méfiances, en citant des observations.

Th. de Bordeu mentionne le dire de Borie et s'exprime ainsi : « Borie prétend que les eaux de Cauterets ne conviennent pas pour les fièvres intermittentes ; cette opinion doit-elle être reçue sans restriction (2) » ? Assurément, cet illustre observateur eut, à cet égard, une pensée moins radicale que celle de Borie, car il utilisa les sources sulfureuses avec le plus grand succès dans des cas de fièvre tierce, quarte, accompagnées de cachexie palustre et d'obstructions organiques. Voici, en effet, les très remarquables observations qu'il a consignées dans le *Journal de Barèges*, et sur lesquelles nous croyons devoir appeler tout particulièrement l'attention de nos confrères (3).

(1) *La Recherche des Eaux minérales de Cauterez* par le sieur J. F. de Borie (1714) p. 136.

(2) *Observations sur les Eaux minérales de la généralité d'Auch.* T. de Bordeu, année 1749.

(3) *Observations sur les Eaux minérales de la généralité d'Auch* (année 1760) par Th. de Bordeu.

Ire OBSERVATION

« *Fièvre tierce avec obstruction à la rate.* — Un jeune homme, âgé de vingt-deux ans, de tempérament bilieux, a depuis trois ans la rate d'une grosseur singulière; elle s'étend jusqu'au dessous du nombril, elle est d'ailleurs fort dure. Il a eu la fièvre tierce pendant la première année de l'obstruction à la rate; elle revient encore, s'il passe plus de huit jours sans prendre du quinquina; lorsqu'il a essayé de n'en pas prendre, ce qui lui est arrivé trois fois depuis un an, la fièvre est revenue. Le premier accès a été de douze heures; le second a duré vingt quatre; le troisième a été si violent que la tête s'est prise et ne s'est dégagée qu'au moyen de deux ou trois saignées du pied; on l'a traité par les émétiques et les purgatifs réitérés.

Le malade prit les eaux de Bagnères avant d'arriver à Barèges. Ces eaux le purgèrent beaucoup, mais elles ne diminuèrent point l'obstruction ni n'arrêtèrent la fièvre.

Les eaux de Barèges, prises par degrés et aidées par des frictions mercurielles qu'on donna sur la région de la rate, désobstruèrent absolument ce viscère dans l'espace de deux mois. Dès que l'obstruction fut à moitié dissipée, on conseilla au malade de ne plus prendre du quinquina; il n'en prit pas, et la fièvre ne parut plus. La peau, qui était depuis trois ans d'une couleur jaunâtre, s'éclaircit à vue d'œil; le malade se retira complètement guéri. »

IIe OBSERVATION

« *Fièvre quarte avec obstruction à la rate.* — Un enfant, âgé de dix ou onze ans, a la fièvre quarte et une dureté considérable à la rate depuis un an. Il est de tempérament bilieux; il est jaune, mol, etc. On lui a arrêté plusieurs fois la fièvre au moyen du quinquina, elle est toujours revenue.

L'eau tempérée de Barèges, en boisson et en bains, n'a paru faire aucun bien pendant six semaines que le malade en a fait usage. On lui a fait prendre la douche la plus forte sur la partie affectée. *La fièvre s'est arrêtée après la huitième douche* et la dureté de la rate s'est dissipée, à mesure que le malade a pris des douches; il en a pris vingt-cinq, en tout. »

IIIe Observation

« La sœur de l'enfant précédent, âgée de 12 ans, a la même maladie que son frère. La fièvre et la grosseur de la rate ont cédé au huitième bain tempéré; elle a pris néanmoins une douzaine de douches chaudes pour assurer sa guérison. »

Remarques.— « Est-ce l'embarras de la rate qui causait la fièvre dans les trois observations ci-dessus? ou est-ce la cause qui entretenait cet embarras qui donnait lieu à la fièvre? Ce qu'il y a de sûr, c'est que la fièvre et l'obstruction avaient beaucoup de rapport; elles tenaient l'une à l'autre; est-ce médiatement? est-ce immédiatement? On n'a pas une connaissance assez claire ni de la rate ni de ses fonctions pour pouvoir donner une décision juste sur cette matière. La fièvre a cessé dès que la rate a été dans son état naturel; le quinquina arrêtait pourtant cette fièvre, quoique le gonflement de la rate persistât; les raisons de tout cela sont fort obscures et il faut s'en tenir à ce qui est comme démontré dans les observations ci-dessus : 1° La fièvre intermittente n'a disparu absolument qu'avec le gonflement de la rate. Ainsi dans pareille occasion il faut remédier à ce gonflement et n'attaquer la fièvre qu'indirectement. 2° Les eaux de Barèges ont désobstrué la rate et dissipé par là la fièvre intermittente dans les trois malades dont il est question ; elles sont donc très bonnes pour ces sortes de maladie » (1).

IVe Observation

« *Jaunisse avec obstruction à la rate à la suite de la fièvre quarte.* — Un homme, âgé de 30 à 35 ans, de tempérament bilieux, mélancholique, eut, il y a cinq ans en Amérique, la fièvre quarte pendant plus de six mois ; elle ne céda qu'au quinquina donné en grandes doses et mêlé aux purgatifs forts. La fièvre cessa, le malade devint fort jaune et les jambes enflèrent. On sentit une obstruction à la rate, on donna les purgatifs résineux ; le ventre grossit ; enfin il se décida une ascite ; on fut obligé d'en venir à la paracenthèse. Il ne tomba plus d'eau dans le bas ventre, le malade reprit un peu son embonpoint, mais l'obstruction et la jaunisse persistèrent. Le bas des jambes était toujours enflé, le soir. Le malade a fait, depuis ce temps là, mille remèdes inutiles. Il a pris cette année, pendant six semaines, les eaux de Bagnères en boisson et en bains ; elles ont diminué la jaunisse et dissipé l'enflûre des jambes. Il a pris ensuite celles de Barèges, d'abord

(1) Cette remarque et les quatre premières observations sont extraites du *Journal de Barèges* (Th. de Bordeu, 1760).

les tempérées et ensuite la plus forte, en boisson et en douches sur la région de la rate ; on lui a aussi donné des frictions mercurielles sur cette partie : la jaunisse a encore diminué, l'obstruction s'est comme racornie, elle est devenue moins considérable mais plus dure. »

De Th. de Bordeu (1760), il faut remonter à Cyprien Camus (1824), le consciencieux et savant observateur des fontaines de Cauterets, pour retrouver le fil du sujet qui nous occupe. Dans le très court chapitre qu'il consacre aux maladies périodiques, il se plait à constater que des fièvres, à type tierce, quarte, etc., rebelles aux remèdes ordinaires, ont disparu sous l'influence de l'air salubre des montagnes et des eaux de la station.

« Je voudrais, dit-il, qu'on soumit les malades atteints de fièvres, d'hémorrhagies, de névroses *périodiques*, pour lesquelles le quina et bien d'autres remèdes ont été vainement employés, à l'action alternative de nos différentes sources ; il faudrait les administrer dans l'état parfait de calme, au moment le plus favorable des intermissions, etc. Nos eaux sont le meilleur moyen pour prévenir et détruire cette disposition, dont l'existence est aussi manifeste et sensible par le fait, qu'obscure et cachée par sa cause intérieure (1) ».

Et, à l'appui de cette appréciation, il relate l'observation qui suit.

(1) *Nouvelles réflexions sur Cauterez et ses Eaux Minérales* par Cyprien Camus. — 1824 chap. XXXVII p. 237.

Ve Observation

« Un homme, d'environ 40 années, dévoré depuis un an par une fièvre double quarte, avait inutilement employé tous les moyens de guérison, ordinairement prescrits contre de pénibles maladies. On lui avait surtout donné beaucoup de quinquina ; son usage avait toujours retardé les accès, mais ils reparaissaient après une fatigue soutenue ou l'action du froid humide. Le malade avait bon appétit ; l'abdomen était libre d'obstruction ; il était faible, maigre, constipé ; la transpiration se faisait mal. Je soupçonnai même l'atonie, et, en le soumettant à un régime strict, à l'usage des bains chauds et des eaux de la Raillère en boisson, je luis fis faire, à l'exemple de Barthez, des frictions générales, matin et soir, avec un liniment composé d'huile de camomille, de plusieurs huiles essentielles et de camphre : 24 bains et 72 verres d'eau augmentèrent l'appétit ; les frictions, quelques toniques et le régime fortifièrent encore ses organes ; de légères sueurs survinrent à la poitrine et aux pieds, et les accès ne reparurent plus. »

Si le chapitre que consacre Camus aux affections périodiques est trop bref, à notre grand regret, nous trouvons du moins, dans le même travail (1), de très intéressantes observations, qui ont trait directement à notre sujet et qu'il importe de relever ici. Ces dernières se rapportent, d'ailleurs, à des cas de cachexie palustre, et non plus à l'état palustre aigu comme dans le cas précité. Elles

(1) *Nouvelles réflexions sur Cauterets et ses eaux minérales.* — Chap. XXXIV, page 224. *Des indurations des viscères.*

viennent encore confirmer les observations de Th. de Borden et leur donner une valeur nouvelle.

VIe OBSERVATION

« Un enfant d'Auch, d'environ 13 ans, pâle, petit, mais fortement constitué, occupé à des travaux que ne comportait pas son âge, eut la fièvre quarte. On abusa du quina, sans le guérir. Ce fébrifuge finit par produire d'énormes obstructions au foie et à la rate (1). Il y avait huit mois qu'elles existaient quand le jeune malade arriva à Cauterets.

Son ventre était proéminent et tendu ; la respiration courte ; les hypochondres étaient le siège continuel d'une douleur qui devenait aiguë par intervalles. Pouls habituellement fébrile, petit et fréquent ; tous les trois jours, vers les trois heures, froid des pieds, douleur à la tête, soif ; cet état durait peu, le chaud survenait ; il n'y avait jamais de sueurs. Des urines très copieuses et rouges terminaient l'accès ; il poussait, chaque jour, huit, dix selles diarrhéïques ; son appétit était bon, mais les digestions très souffrantes ; l'habitude de la peau sèche et chaude.

L'état de la peau, les douleurs des viscères, les accès fébriles, la rougeur des urines, etc., me portèrent à préparer le malade, pendant une douzaine de jours, par des lavements émollients, beaucoup de décuit de chiendent et chicorrée, avec l'acétate de potasse, des demi-bains à la Raillère à 28° et trois petits verres d'eau nitrée chaque jour... Ces moyens préparatoires modérèrent les selles,

(1) Camus cède ici à un préjugé trop commun de son temps, et qui n'est pas près de disparaître. Il rapporte en effet au *quina* des accidents qui dépendent uniquement de la cachexie palustre.

rendirent les urines abondantes et moins rouges, les hypochondres moins douloureux, les digestions assez faciles, la peau douce et fraîche ; la fièvre cessa aussi. L'éréthisme étant tombé, je prescrivis l'eau de la Raillère en boisson, les demi-bains et les douches du Pré. Dix-huit bains et autant de douches, de dix minutes, enlevèrent tout à fait les obstructions et rétablirent le bon état de toutes les fonctions.

Les urines du malade furent toujours abondantes, souvent bourbeuses; des selles infectes et diarrheïques survenaient, après deux à trois jours d'une constipation complète. Outre les sueurs, causées par les douches, le malade suait encore la nuit. »

VIIe OBSERVATION

« Une demoiselle, de 12 ans, dont la rate, monstrueusementengorgée, avait commencé à s'obstruer il y avait quatreans, à la suite de beaucoup de quina qu'on fut forcé de lui donner, pour arrêter une fièvre à accès pernicieux, éprouvait à son arrivée à Cauterets, outre le développement de cet organe, une fièvre lente continue avec exacerbations le soir; des ecchymoses nombreuses, des hémorrhagies des gencives et du nez, fréquentes et d'un sang décoloré, et une haleine puante ne laissaient aucun doute encore sur l'existence d'un vice scorbutique. Son corps était jaune et d'une maigreur extrême; sensible à l'excès, elle était sujette aux convulsions; le foie était habituellement douloureux, quoique rien n'y fit présumer une obstruction.

Vingt bains de la fontaine de la Raillère à 28° et 42

verres d'eau, coupée avec du sirop antiscorbutique, du petit lait et du jus de cresson, cochléaria, pissenlit et saponaire avec l'acétate de potasse, arrêtèrent la fièvre, rendirent le teint meilleur; les épistaxis furent plus rares, le sang était plus consistant et moins décoloré; les ecchymoses disparurent en partie. Je crus alors pouvoir lui prescrire les eaux de Pause; 14 petits verres d'eau, aiguisée avec la même dose de sirop antiscorbutique, 7 bains et autant de douches de cette fontaine augmentèrent le mieux. *Le jour d'après et le 9e surtout, la douleur du foie devint plus aiguë; il y eut fièvre et hémorrhagie nasale, migraine avec nausées.* Les lavements, la crème de tartre avec le petit lait et les bains de la Raillère rétablirent le calme, et la petite malade recommença l'usage des eaux de Pause... Ces moyens, tour à tour cessés et continués pendant un mois encore, guérirent les accidents et ramenèrent les forces... La rate était devenue plus souple, et quelques selles très fétides, naturellement survenues, avaient paru la diminuer un peu; elles promettaient un mieux sensible, lorsque la malade fut obligée de quitter Cauterets... L'eau de la Raillère, en boisson, en bain et surtout en douche, eût produit un dégorgement plus fort et prévenu l'irritation que Pause causa. *Combien de malades n'ont-ils pas été dans le cas dont je viens de parler* ».

A l'époque même où Cyprien Camus publiait ses travaux sur les eaux de Cauterets, J. Fabas, alors inspecteur des eaux de St-Sauveur, faisait paraître ses observations; et nous trouvons, dans le mémoratif des maladies les plus importantes, qui ont été traitées et guéries dans cette station (1), quatre observations qu'il importe encore de reproduire et de rapprocher des précédentes, en faisant remarquer qu'elles se rapportent toutes à des cas palustres aigus, ou à des formes larvées névralgiques, de même nature.

VIIIe Observation

« Mme S... de Toulouse, dans un état déplorable depuis trois ans, âgée d'environ 23 ans, constitution nerveuse et délicate, éprouvait une douleur fixe sur l'ovaire gauche, qu'on avait jugé squirreux et même cancéreux; après une suite de remèdes inutiles, elle se rendit à Barèges, où son état s'aggrava, et partit alors pour Bagnères, où elle fut regardée comme incurable; enfin, et contre l'avis des médecins de Toulouse, elle arrive à St-Sauveur dans l'état qui suit: *Fièvre périodique, qui la saisissait à 5 heures du soir et la détenait toute la nuit*; gonflement et douleur fixe dans la région de la matrice, soubresauts des membres, tiraillements dans la poitrine, avec toux sèche dans le moment de l'accès; *froid de tous le corps, et puis chaleur et sueurs consécutives.* Je lui conseille de se baigner au moment même où la crise doit survenir, c'est-à-dire vers les cinq heures du soir; l'accès survient, mais plus supportable; elle continua le bain à la même heure, et tout le désordre fébrile et nerveux disparut au sixième bain; la dureté de

(1) *Nouvelles observations sur l'état actuel des montagnes des Hautes-Pyrénées et des sources thermales qui en découlent, en particulier de celles de St-Sauveur*, par J. Fabas, inspecteur des eaux thermales. Nouvelle édition revue et augmentée par X. Fabas son fils (1852) chap. IX p. 180.

l'ovaire n'était plus sensible, et la malade s'est retirée dans un état calme et de santé qu'elle était bien loin d'espérer (1). »

IXe Observation

« M. L..... de Bordeaux, âgé de 56 ans, tempérament nervoso-sanguin, constitution délicate, arriva à Saint-Sauveur en 1841, sous le poids d'une double névralgie sciatique.

Les sangsues, les vésicatoires, les moxas, la morphine, par la méthode endermique, et l'acupuncture avaient inutilement été employés. Les bains émollients seuls soulageaint momentanément le malade.

Ce qui était à remarquer, *c'est que les douleurs, quoique permanentes, devenaient plus intenses au déclin du jour* et allaient en augmentant bien avant dans la nuit.

Marche très difficile, sommeil presque nul ; les autres fonctions se faisaient d'ailleurs assez bien.

Je prescrivis au malade les bains entiers au 27e ° R. *Les premiers provoquèrent des douleurs bien plus vives que celles* qu'il avait ressenties jusqu'alors. Cet accident était bien suffisant pour décourager; cependant, il céda à nos sollicitations pressantes et il se résigna à continuer de prendre quelques bains.

(1) Il s'agit bien assurément dans cette observation d'une fièvre palustre aiguë avec localisation congestive dans la matrice et ses annexes.

Le Dr X. B. Fabas, qui a annoté l'œuvre de son père, fait suivre cette observation de la réflexion suivante : « *J'ai observé plusieurs fois que des accès fébriles réguliers, qui avaient résisté aux antipériodiques et antispasmodiques, étaient détruits par le seul usage de nos bains* ».

La surexcitation momentanée, qui se présenta chez ce sujet, devint pour moi une preuve presque certaine de l'action des eaux et du bien qu'il y avait lieu d'en espérer. Ma prévision se réalisa, car après dix ou douze bains consécutifs, le malade souffrait moins; *mais les douleurs affectaient toujours un type périodique et devenaient plus intenses à la chute du jour et pendant la nuit.* Alors je crus devoir employer l'antipériodique, et je prescrivis au malade pendant quatre jours successifs, dans l'intervalle des accès, c'est-à-dire l'après-midi, quatre pilules composées de quatre décigrammes de sulfate de quinine avec cinq centigrammes d'extrait gommeux d'opium ; ce moyen réussit. Il continua les bains sans relâche pendant deux mois, et il nous quitta radicalement guéri. »

Xe Observation

« Un particulier de Toulouse, gendarme de profession, envoyé à St-Sauveur, par consultation des médecins Destarac et Saul, *était atteint depuis dix-huit mois d'une migraine périodique, qui lui revenait tous les quatre jours.* Parmi les remèdes variés qu'on avait employés pour le guérir, il n'avait trouvé que le quinquina qui lui eût été profitable ; il lui restait encore une douleur constante avec pulsation sur le devant de la tête, étourdissement et une raideur autour du col, *qui redoublait dans le temps des accès*; les demi-bains, les douches et les lavements avec l'eau minérale rétablirent entièrement ce malade, âgé d'environ 30 ans. »

XIe OBSERVATION

« Madame M...., de Bordeaux, âgée d'environ 30 ans, tempérament bilioso-sanguin, soupçonnée d'être affectée d'un engorgement du foie, que caractérisait la couleur bilieuse de la peau et de la conjonctive, présentait une salivation continuelle, l'inapétence, *une pesanteur qu'elle ressentait dans l'hypochondre droit, et la fièvre intermittente du type quotidien qu'elle endurait depuis huit mois*. Arrivée à St-Sauveur, elle fut mise à l'usage des sucs chicoracées et des bains au 27e degré de chaleur; la fièvre disparut au huitième bain et, progressivement, la malade recouvra entièrement sa santé (1). »

Nous en avons fini avec l'histoire des états palustres divers aux eaux sulfureuses, et, pour la résumer rapidement, nous dirons que les docteurs Minvielle, Cyprien Camus et Fabas considéraient les eaux sulfureuses comme très utiles et même curatives dans le traitement des fièvres intermittentes, c'est-à-dire dans les accidents palustres aigus. Borie condamne au contraire cette pratique, sans preuves à l'appui. Th. de Bordeu, enfin, cite quatre observations très complètes de cachexie palustre, auxquelles il convient d'ajouter deux observations sur le même objet, publiées par Cyprien Camus.

(1) Il est à remarquer que J. Fabas n'a utilisé, dans les quatre observations citées, que les bains de St-Sauveur et nullement la boisson sulfureuse. Dans l'un de ces cas, et le plus grave assurément (observat. VIIIe), il prescrit le bain au moment même de l'accès. Cette pratique rappelle celle du Dr Louis Fleury, qui administrait la douche froide aux fébricitants palustres, au moment même du retour fébrile.

Depuis Camus et Fabas (1824), nous ne trouvons plus, dans les auteurs modernes, le moindre document sur l'action des eaux sulfureuses dans les affections palustres; et la chose se comprend aisément, car de nouvelles et nombreuses indications ont distrait l'attention des médecins du jour et ont fait oublier ou négliger quelques-uns des enseignements précieux de l'histoire de nos fontaines. C'est sur ce point que nous voulons rappeler l'attention, en faisant connaître les résultats personnels de notre pratique thermale à Cauterets. Nous aurons plus tard à formuler notre opinion sur la valeur pratique des observations de nos éminents prédécesseurs.

CHAPITRE II.

DE L'ACTION RÉVÉLATRICE DES EAUX DE CAUTERETS SUR LA DIATHÈSE PALUSTRE.

Les diverses affections morbides, légères, graves ou pernicieuses, qui relèvent de l'impaludisme, peuvent être groupées, à l'instar des accidents syphilitiques, d'après l'ordre de leur apparition et surtout d'après la gravité de l'intoxication effluvienne, en quatre périodes :

A. — Période primaire, qui comprend la fièvre rémittente, la pseudo-continue et la fièvre quotidienne intermittente, c'est-à-dire les accidents effluviens franchement aigus.

B. — Période secondaire, à forme sub-aiguë, marquant une déchéance plus profonde de l'économie infectée, dans laquelle nous trouvons les fièvres intermittentes à type tierce, double-tierce, quarte, double-quarte, etc... et les fièvres larvées.

C. — Période tertiaire, à forme chronique, caractérisée par les accidents les plus variés, dépendant de congestions viscérales, graves ou légères, persistantes ou fugaces, erratiques ou fixes, accompagnées parfois de fièvres intermittentes à type tierce, double-tierce, quarte, double-quarte, etc., *mais très-souvent aussi d'une fièvre hectique sans caractère spécial.*

D. — Période quaternaire enfin, qui marque le dernier degré de la déchéance physiologique, et que caractérise la cachexie palustre, avec son cortège d'indurations organiques.

Cette classification des affections morbides palustres n'a certainement rien d'absolu, comme toutes les classifications possibles ; elle exprime seulement, d'une manière générale, la marche de l'impaludisme, livré à lui-même ou incomplètement traité, et comporte de nombreux écarts. C'est ainsi que la première atteinte effluvienne peut être caractérisée par une fièvre intermittente à type tierce, double-tierce, etc., et franchir d'emblée la première période, surtout dans les pays éminemment palustres, tels que la Sologne. Souvent encore, et dans les mêmes pays, après une première atteinte de fièvres intermittentes quotidiennes, on peut voir apparaître la cachexie palustre.

A la suite de l'une ou l'autre des trois premières périodes, quand le malade n'a pas subi de traitement spécial ou n'a été qu'incomplètement traité, on observe fréquemment dans l'évolution palustre un temps d'arrêt, plus ou moins prolongé, qui peut s'étendre à plusieurs années et faire croire à la guérison complète. Il n'en est rien cependant, du moins le plus souvent, et « il s'établit alors, sans cachexie proprement dite, une sorte de diathèse palustre fort tenace, qui ne demande qu'une occasion pour se manifester, qui a une tendance très marquée aux récidives » (1).

Dans cette période diathésique, l'ennemi latent devient plus redoutable ; car il se dérobe pour mieux se concentrer, pour frapper, à heure dite, un plus terrible coup ou pour franchir un nouveau degré de l'intoxication effluvienne. C'est ainsi que chez d'anciens fébricitants guéris depuis longtemps, en apparence, on voit brusquement éclater, dans des conditions de santé qui paraissaient parfaites, un ou plusieurs accès pernicieux, à l'occasion d'un refroidissement, d'une émotion morale vive, ou bien encore d'un traumatisme opératoire ou accidentel, comme il a été démontré par les très intéressantes communications du professeur Verneuil à la société de chirurgie (2).

Mais, si cette période intermédiaire offre des périls, d'autant plus graves qu'ils sont absolument imprévus pour le malade et pour le médecin, il en est une autre, la période tertiaire, non moins hypocrite et insidieuse, qui doit être particulièrement signalée, car elle nécessite la plus stricte et habile surveillance de la part du médecin. Là, en effet, les erreurs de diagnostic, non pas sur l'affection morbide

(1) *Notions sommaires sur l'impaludisme* par le Dr Duboué (de Pau Imprimerie Veronese. 1872, p. 12.

(2) *Influence du traumatisme sur les propathies diathésiques ou autres* : Société de chirurgie, séance du 1er août 1883, in *Union médicale*, 14 août 1883, p. 268.

mais sur la nature de l'affection, sur l'entité morbide en un mot, ne peuvent être évitées que par une attention soutenue et par la longue expérience de la diathèse palustre; et, cependant, la vie même du malade dépend souvent, dans des cas de ce genre, du diagnostic même de l'entité morbide, qui vous impose dès lors l'application du sulfate de quinine, ce merveilleux spécifique.

Mon excellent ami, le Dr Duboué (de Pau), qui le premier, peut-être, a bien observé et bien décrit cette période tertiaire des accidents palustres, s'exprime ainsi (1):

« L'impaludisme tertiaire peut prendre le masque d'un très grand nombre d'entités morbides ; il constitue la fièvre larvée par excellence, la plus insidieuse, sans contredit, *la double ou triple larvée.*

« L'impaludisme (à cette période) est un protée, que l'on croit très bien connaître et qui peut échapper au plus habile ; la syphilis n'en approche pas par ses allures si variées, pas même par sa ténacité. Ces deux êtres morbides semblent défier le médecin et prendre à tâche de le dérouter. L'impaludisme, surtout, est ourdi de trahison ; parait ici bénin, pour mieux frapper sa victime, et se montre ailleurs menaçant, sans être bien terrible. Il va vite en besogne *ou sommeille parfois, laissant un long répit à son ennemi* ».

La difficulté du diagnostic n'est pas constante, cependant, dans les accidents palustres tertiaires : car il est certain que pas un médecin n'hésitera à poser son diagnostic devant un cas de congestion viscérale quelconque,

(1) *De l'Impaludisme*, par le Dr Duboué (2e édition) librairie A. Coccoz, Paris, 1881 (chap. III).

accompagnée d'une fièvre intermittente, tierce, double-tierce, etc... Chacun sentira bien vite que ces accidents relèvent tous de la même entité morbide, l'impaludisme. Mais le diagnostic deviendra bien difficile à saisir dans des cas de congestion permanente, ou fréquemment répétée du sommet des deux poumons, par exemple, ou d'un seul poumon, accompagnée d'une fièvre hectique sans caractère spécial. On croira le plus souvent, alors, à une tuberculose au début, et l'on ne songera nullement à administrer le sulfate de quinine.

Dans notre pratique à Cauterets, nous avons eu accidentellement, pour ainsi dire, mais bien souvent, à étudier l'action de nos eaux sur l'impaludisme, et précisément dans la *phase tertiaire la plus larvée*, et aussi dans cette période intermédiaire où la diathèse sommeille et ne se révèle par aucun symptôme propre ou du moins appréciable (1). Accidentellement encore, nous avons pu observer un cas à la limite des accidents tertiaires et de la cachexie palustre, et le tout, d'ailleurs, chez des malades venus à Cauterets pour tout autre motif de santé. La plupart d'entre eux nous arrivaient avec un diagnostic tout fait, émanant du médecin ordinaire, qui désignait soit une affection catarrhale des bronches, à répétitions fréquentes, soit une congestion persistante d'un ou deux sommets pulmonaires, soit encore une affection de la matrice ou de ses annexes. Or, nous fûmes frappé, dans bien des

(1) Il ne pouvait en être autrement ; car les accidents palustres primaires, secondaires et quaternaires ne sont plus considérés, de nos jours, comme tributaires des Eaux sulfureuses. Seuls, les accidents larvés de la période tertiaire, dont la nature était restée inconnue, pouvaient se prêter, par hasard, à notre observation.

cas, de voir apparaître, du 9e au 12e jour du traitement thermal, des fièvres intermittentes à type quotidien ou autre, le plus souvent parfaitement classiques, et caractérisées par les stades ordinaires de frisson, chaleur et sueur. Nous ne pouvions trouver l'explication de ces fièvres dans le traitement thermal, conduit avec une extrême prudence ; car ces fièvres, ainsi caractérisées, ne rappellent en rien les symptômes de la poussée thermale. Nous ne pouvions, davantage, en trouver la cause dans les conditions telluriques de Cauterets, qui sont absolument parfaites. D'autre part, en interrogeant les malades ainsi frappés, nous apprenions qu'ils avaient antérieurement subi, à des époques plus ou moins éloignées, une ou plusieurs atteintes de fièvres effluviennes, combattues par la quinine. Dès lors, nous ne pouvions plus accepter, pour tous ces cas, l'hypothèse d'une simple coïncidence, ou d'un empoisonnement palustre, contracté peu de temps avant l'arrivée à Cauterets et dont les manifestations se révélaient après quelques jours d'incubation. La répétition fréquente des mêmes faits, entourés des mêmes circonstances, nous a conduit à admettre que nos eaux sulfureuses, en vertu d'une stimulation énergique, réveillaient les manifestations aiguës d'une diathèse palustre plus ou moins invétérée. Cessant alors le traitement thermal, nous recourions au sulfate de quinine pendant quelques jours, et, dès que les accès avaient sensiblement diminué d'intensité, nous reprenions la boisson et les bains sulfureux, tout en administrant encore le traitement spécifique. Grâce à ce traitement, nous avons vu les fièvres disparaître et souvent aussi les manifestations morbides qui avaient déterminé le voyage à Cauterets.

Voici, parmi les observations que nous avons recueillies pendant ces dix dernières années, celles qui nous ont paru les plus remarquables et les mieux faites pour établir cette conviction.

XIIe Observation

Mlle B. (*de Niort*), âgée de 22 ans, vient à Cauterets le 25 juillet 1877, pour des accidents légers dépendant d'un état anémique (pertes blanches, gastralgie), et déclare qu'elle a eu, il y a quelques années, des fièvres intermittentes rebelles, à retour fréquent, contractées dans les Deux-Sèvres.

26 juillet, *prescription* : quart de verre d'eau de Mauhourat, quart de verre d'eau de la Raillère, bain tempéré de 20 minutes, avec petite douche, au Petit St-Sauveur.

Le 1er août, la malade me fait demander chez elle et raconte qu'elle a été prise, la veille, à 11 heures du soir, d'un frisson qui a duré dix minutes environ, suivi de chaleur et de sueur. Elle reconnaissait elle-même les caractères ordinaires de la fièvre intermittente, qu'elle a eu si souvent autrefois. Je constate de la douleur au niveau de la rate, sans augmentation de volume de cet organe.

Prescription : suspension du traitement thermal ; acide arsénieux deux milligrammes en granule ; vin de Bugeaud, après les repas.

La fièvre intermittente a reparu chaque jour, avec les mêmes caractères et à la même heure, jusqu'au 14 août, en s'atténuant de plus en plus, pour disparaître complètement à cette date.

Dès le 6 août, l'atténuation de la fièvre quotidienne étant

déjà bien accentuée, le traitement thermal avait été repris avec ménagement, de concert avec le traitement arsenical, que je préférai cette fois à la quinine, étant donnée l'ancienneté de l'impaludisme. La malade quitta Cauterets le 12 septembre, en parfait état de santé ; je l'ai revue trois ans après, et j'appris que les fièvres intermittentes n'avaient point reparu.

XIIIe Observation

Madame de M..., fille d'un général français, venue à Cauterets le 9 juillet 1877, présente un abaissement notable de la matrice, qui est lourde et volumineuse, peu mobile ; le col de l'organe est hypertrophié, de forme arrondie, et présente au toucher une induration de tissu assez notable et régulière ; quelques granulations pharyngiennes ; rien à la poitrine. Madame de M... a longtemps habité l'Algérie et y a contracté des fièvres intermittentes, qui ont souvent récidivé.

10 juillet, *traitement*. — Boisson sulfureuse à la Raillère et Mauhourat (a.a 1/2 verre) ; grand bain tempéré au Petit St-Sauveur, de 25 minutes ; grande douche froide, de 40 secondes à une minute.

31 juillet. — La malade a jusqu'ici très-bien supporté le traitement thermal, graduellement élevé à un verre d'eau de la Raillière et de Mauhourat par jour ; grande douche froide et bain du Petit St-Sauveur régulièrement continués.

Le 2 août. — Je suis mandé dans la matinée près de la malade, qui a subi dans la nuit un accès de fièvre intertente, avec tous les stades classiques. A l'heure de ma visite, la fièvre a disparu. Je n'administre pas encore le sulfate de quinine, pour m'éclairer sur la nature de cette fièvre, et me contente de supprimer le traitement thermal.

Le 3 août dans la nuit, nouvel accès tout aussi classique mais plus prolongé que le premier ; douleur splénique légère.

J'administre alors le sulfate de quinine, à la dose de 0,80 c. par jour, le matin avant le premier déjeuner.

4, 5 et 6 août. — La fièvre a reparu chaque jour, avec les mêmes caractères, mais de plus en plus atténués. Continuation du sulfate de quinine aux mêmes doses.

Le 7 août, Madame de M... quitte Cauterets, pour se rendre dans les Landes, où elle a séjourné pendant quelque temps. Les accès de fièvre ont persisté encore, mais très-faibles, pendant les premiers jours qui ont suivi le départ, puis ont complétement disparu, sous l'influence de l'action combinée du sulfate de quinine et de l'arsenic.

XIVe OBSERVATION.

Madame L... B... (de Saint-Quentin), âgée de 50 ans, sujette à des bronchites légères mais à répétitions fréquentes, vient à Cauterets le 7 août 1879. Rien de particulier, lors de mon examen, du côté des voies respiratoires ; quelques granulations pharyngiennes ; état général satisfaisant, quoique un peu affaibli ; quelques douleurs névralgiques erratiques. La malade nous raconte qu'elle a subi des fièvres intermittentes, à une époque fort éloignée.

Le 8 août, *traitement* : — 1/4 verre Raillière, 1/2 verre

Mauhourat, le matin ; 1/4 César le soir ; bain tempéré au Bois d'une demi-heure.

Le 17 août, le traitement ayant été jusqu'alors graduellement augmenté et très-bien supporté, (3/4 Raillière, 1 verre Mauhourat, le matin ; 3/4 César le soir ; bain et grande douche sulfureuse tempérée) la malade fut prise à dix heures du soir d'un frisson prolongé, suivi de chaleur et de sueur abondante. Le lendemain, la fièvre, avec les mêmes caractères, reparut à la même heure ; dès lors, je prescrivis le sulfate de quinine à la dose de 0,75 c. par jour, le matin à jeun, en maintenant l'interruption du traitement thermal.

Jusqu'au 23 août inclusivement, les accès de fièvre se répétèrent avec une parfaite régularité et une atténuation progressive. Je continuai encore, mais en diminuant la dose, le sulfate de quinine et le combinai avec le traitement arsenical et sulfureux jusqu'au 4 septembre, époque à laquelle Mme L... B... fut rappelée à St-Quentin et quitta Cauterets en parfaite santé.

XVe OBSERVATION.

Mme M..., (de Ligueil Indre-et-Loire), venue à Cauterets, pour accompagner son mari, le 8 juillet 1883, se plaint de douleurs névralgiques erratiques, se portant plus souvent sur l'estomac, et accuse une certaine faiblesse générale. Elle habite un pays palustre, mais ne se rappelle pas avoir jamais eu de fièvres intermittentes.

Je lui prescrivis un régime sulfureux à titre tonique, et

elle arriva graduellement à prendre, à la date du 17 juillet et chaque jour, un verre 1/2 d'eau de Mauhourat, 1 verre 1/2 de César, bain tempéré de 30 minutes, au Petit St-Sauveur.

Le 20, 22, 24, 26 et 28 juillet, elle fut prise, à la même heure (8 h. du soir) de langueurs d'estomac; de baillements répétés, suivis d'un frisson accentué, qui dura près de 20 minutes et auquel succédèrent une chaleur âcre (39°), puis une transpiration abondante. Je constatai lelendemain matin un peu de douleur au niveau de la rate, un état saburral de la langue, et je prescrivis un vomitif. La malade était d'ailleurs apyrétique en ce moment.

Dès le 24 juillet, avant le 3e accès, j'ordonnai le sulfate de quinine chaque jour, à la dose de 0,75 c. le matin, avant le premier déjeuner. Les accès se répétèrent encore jusqu'au 5 août, mais en diminuant d'intensité, sous l'influence du traitement spécifique, combiné, au bout de quelques jours, avec la médication thermale.

J'ai revu cette année encore (1885) Mme M... à Cauterets ; elle a pris de l'embonpoint, n'accuse plus de douleurs névralgiques ; et la fièvre intermittente, à type tierce, que j'avais observée en 1883, n'a plus reparu.

XVIe Observation.

Mme G..., femme d'un officier supérieur, vint en 1879 à Pau. J'eus alors à la traiter pour des fièvres intermittentes rebelles, à type tierce, contractées à Montpellier; la médication par le sulfate de quinine d'abord, puis par l'acide arsénieux longtemps continué, eut raison de cet état. Mme G... restait cependant fort débile et fort maigre, sans présenter un état pathologique bien défini ; les digestions étaient toujours pénibles, parfois accompagnées de fièvre, et très souvent encore le repas du soir n'était pas toléré. En vue de la débarrasser d'un catarrhe utérin, auquel j'attribuai la persistance de ces troubles névralgiques, je l'engageai en 1881 à venir à Cauterets.

Dès le douzième jour du traitement thermal (18 août), elle fut prise, à cinq heures du soir, de douleurs gastralgiques et de vomissements, suivis d'un frisson violent de longue durée, puis encore de chaleur et de sueur qui se prolongèrent jusqu'à onze heures du soir. Je la vis pendant l'accès, et compris bien vite que j'avais affaire à un retour des manifestations effluviennes. Quoi qu'il en fût, et pour bien assurer le diagnostic, je me contentai de supprimer le traitement thermal, pour attendre et observer le deuxième accès, malgré l'insistance de la malade qui, comprenant elle-même son état, réclamait immédiatement l'emploi de la quinine. D'ailleurs, pas de douleur splénique.

Le lendemain 19, l'accès reparut à la même heure avec les mêmes caractères; et j'administrai, dès qu'il fut terminé, le sulfate de quinine à la dose de 0,75 c. et de même les jours suivants.

Dès le cinquième jour tout accès disparut ; la malade accusait cependant encore, vers les cinq heures du soir, un certain malaise gastrique. Je repris dès-lors le traitement thermal, en y ajoutant les douches froides, et combinai cette médication avec le sulfate de quinine, dont je diminuai progressivement la dose.

J'ai revu en 1885, dans le département de Meurthe-et-Moselle, Mme G..., qui a pris un superbe embonpoint et une santé parfaite à tous égards. Les fièvres n'ont plus récidivé.

XVIIe OBSERVATION.

Mme R... (de Fontenay-le-Comte), âgée de 68 ans, vint à Cauterets le 5 juillet 1882, pour y traiter une double névralgie sciatique de vieille date, qui rendait sa marche difficile et fort pénible. Elle a eu à différentes reprises, et depuis de longues années, des fièvres intermittentes traitées par le sulfate de quinine.

Prescription : Douche sulfureuse chaque jour à 35° c., de dix minutes; boire à la Raillère et à César.

Dès le 15 juillet, la boisson sulfureuse était élevée à un verre et demi d'eau de la Raillère, le matin ; un verre de César le soir.

Le 17 et le 18 juillet, la malade fut prise à neuf heures du soir d'un frisson prolongé, suivi de chaleur et de sueur. L'accès dura, chaque fois, deux heures environ.

Prescription du 18 : Suspension du traitement thermal; sulfate de quinine 0,50 c. chaque jour, le matin avant le premier déjeuner.

Le 18 et le 19, nouveaux accès caractérisés comme les deux premiers, mais plus faibles et moins prolongés.

Le 20, la malade n'accuse plus qu'un peu de malaise général à l'heure ordinaire de la fièvre ; le traitement sulfureux est alors repris le 21 et combiné avec l'emploi d'une solution arsenicale jusqu'au 28 juillet, époque du départ.

La névralgie sciatique double, bien atténuée pendant le séjour à Cauterets, a disparu définitivement dans le mois qui a suivi le traitement thermal et les accès fébriles n'ont plus récidivé.

XVIIIe Observation.

M. R... magistrat à Pau, âgé de 45 ans, vint à Cauterets le 8 juillet 1882.

Ce malade, sujet à des bronchites à répétitions fréquentes, présentait à son arrivée une respiration rude et entrecoupée dans la fosse sus-épineuse droite et sous la clavicule correspondante. En janvier 1880, alors qu'il présidait les assises à Mont-de-Marsan, M. R... fut atteint d'une fièvre pseudo-continue, à redoublement très-accentué qui se produisait tous les soirs vers cinq heures. Cet état fébrile était accompagné de malaise général et d'inappétence. Le docteur Despagnet, appelé près du malade, ne découvrit aucun embarras du côté des voies respiratoires. Cependant, l'état fébrile du malade alla s'aggravant, en conservant les mêmes caractères; les forces s'affaiblirent sensiblement et le malade dut s'aliter, vers le huitième ou neuvième jour de la fièvre. M. R... se décida spontanément, un peu contre l'avis de son médecin, à prendre le sulfate de quinine. Dès lors, il se sentit renaître et put, dès le troisième jour de ce traitement, se mettre en route pour rentrer à Pau. Le traitement quinique, continué pendant quelques jours, eut complètement raison de cette fièvre effluvienne.

Le traitement thermal, entrepris en vue de modifier les voies respiratoires, fut commencé le 9 juillet 1882 et graduellement élevé le 15 juillet à la dose d'un verre d'eau de la Raillère et d'un verre d'eau de Mauhourat le matin, d'un verre d'eau de César le soir.

Le 28 et le 29 juillet, M. R... fut pris, à huit heures du soir, d'un frisson prolongé suivi de chaleur et de sueur. Dès le deuxième accès, je prescrivis l'usage du sulfate de quinine à la dose de 0,50 c. par jour, *sans interrompre le traitement thermal*, après m'être assuré que l'état pulmonaire n'expliquait en rien l'état fébrile.

Les accès se répétèrent chaque jour avec les mêmes caractères, mais amoindris, jusqu'au 2 août, époque à laquelle M. R... quitta Cauterets pour se rendre à Pau. Là encore les accès persistèrent pendant deux ou trois jours, puis s'éteignirent complètement.

Remarque. — La ténacité relative de cette fièvre intermittente quotidienne, d'ailleurs légère, s'explique, croyons-nous, par la continuation du traitement thermal que nous avions cru devoir maintenir dans cette circonstance, contrairement à notre pratique ordinaire. M. R... avait, en effet, un congé de très courte durée, et, comme les accès n'avaient rien d'alarmant, nous crûmes utile de persister dans la médication sulfureuse, en la combinant au traitement quinique, pour modifier l'état des voies respiratoires. Depuis lors, les accès fébriles n'ont plus reparu et la respiration a repris un caractère normal au sommet droit.

XIXe OBSERVATION.

Mme L... (de Pau) est une de mes anciennes clientes, que j'ai eu l'occasion de traiter à Pau pour des fièvres intermittentes et aussi pour un catarrhe utérin persistant qui me décida à lui conseiller une cure thermale à Cauterets.

Venue dans cette station le 26 juin 1883, elle fut prise, au treizième jour du traitement thermal, d'une névralgie faciale droite intermittente, qui reparut le 8 et le 9 juillet à onze heures du soir, et se prolongea bien avant dans la nuit.

Le 10 juillet, j'administrai à cinq heures du soir, immédiatement avant le repas, 0,50 c. de sulfate de quinine. A dix heures du soir, Mme L... fut prise d'un frisson, qui dura environ trois quart d'heure, et de tous les phénomènes ordinaires d'une indigestion (nausées et vomissements). Au frisson succédèrent une vive chaleur, puis enfin une transpiration abondante et de longue durée.

Les 11, 12 et 13 juillet, la malade prit à onze heures du matin, avant un déjeuner fort sommaire, 0,50 c. de sulfate de quinine. Les accès fébriles reparurent encore chaque jour, à la même heure que précédemment, avec une intensité décroissante et sans phénomènes d'indigestion.

Dès le 14 juillet, Mme L..., rappelée chez elle pour la santé de sa fille, dut quitter Cauterets ; elle continua pendant quelque temps encore l'usage de la quinine, et depuis lors les accès n'ont pas reparu.

XXe Observation.

Mme C... (de Cadix), créole, a longtemps habité Cuba et y a subi des atteintes effluviennes, caractérisées, à différentes reprises, par des fièvres intermittentes à type varié. Depuis longues années, cependant, elle habite Cadix et n'a pas subi de nouvelles manifestations effluviennes.

Cette dame fut envoyée à Cauterets le 7 juillet 1882 par mon bien regretté et vénéré maître, le professeur Depaul, pour un catarrhe et un abaissement de la matrice.

Mme C... avait eu de nombreuses fausses-couches et n'avait jamais pu mener une grossesse au terme de la viabilité. Elle accusait, en outre, des douleurs musculaires erratiques.

Prescription : Bain quotidien au Bois, tempéré, de 30 minutes. Eau de Mauhourat et César, portée dès le 16 juillet à la dose d'un verre à chaque fontaine.

Le 20 juillet, Mme C... fut prise de troubles gastriques et d'une névralgie faciale continue, avec exacerbations irrégulières dans le courant de la journée. Je prescrivis pour le lendemain une purgation saline.

Dans les journées du 21, du 22 et du 23, la névralgie faciale persista avec la même intensité et les mêmes exacerbations irrégulières. Pour calmer les douleurs très-vives, je pratiquai, chaque jour, une injection hypodermique avec un gramme de la solution suivante :

Eau distillée. . . . . 10 grammes.
Chlorhydrate de morphine. 10 centigr.

Ces injections ne me donnèrent aucun résultat satisfaisant; l'élément *douleur* persistait avec une telle intensité que la malade ne pouvait dormir.

Le 24 au soir, *pour la première fois*, je constatai un état fébrile (38°3, pouls à 98). Me méfiant alors, devant cette névralgie si rebelle et l'apparition de cette fièvre légère, d'un retour palustre, je prescrivis immédiatement une dose de 0,80 c. de sulfate de quinine.

Le lendemain matin à neuf heures, Mme C... fut prise, sous mes yeux, d'un frisson violent, avec claquements de dents, suivi de chaleur et de sueur. L'accès dura trois heures, et se reproduisit pendant six jours consécutivement, à la même heure, avec une intensité à peu près égale, malgré la dose quotidienne de 0,80 c. de sulfate de quinine. Quant à la névralgie faciale, elle disparut peu d'heures après le premier accès.

Dès le 1er août, les accès diminuèrent très-sensiblement et ne furent plus caractérisés que par le stade de chaleur (qui durait une heure environ), jusqu'au 5 août, époque à laquelle tout malaise disparut et la fièvre fut définitivement vaincue.

XXIe OBSERVATION.

Mme P..., de Rouen (catarrhe utérin léger; matrice lourde, volumineuse, mais cependant mobile; col gros, induré en certains points), vint à Cauterets pour la seconde fois le 11 juin 1884, envoyée par M. le professeur Depaul.

Prescription: Bain tempéré chaque jour à l'eau de la

Raillère et du Petit Saint-Sauveur, alternativement; eau de la Raillère, eau de Mauhourat le matin; eau de César le soir.

L'administration de la boisson sulfureuse fut progressivement élevée à la dose *maxima* d'un verre et demi à la Raillère, d'un demi-verre à Mauhourat, d'un verre et demi à César, à la date du 23 juin.

Ce traitement fut parfaitement toléré jusqu'au 29 juin. A ce jour, les règles apparurent dans la nuit; et le 30, à sept heures du matin, je fus demandé près de Mme P..., qui avait été fort agitée pendant la nuit et avait eu des vomissements fréquents. J'attribuai tout d'abord ces accidents à une éruption menstruelle un peu laborieuse; et cependant la malade n'accusait qu'un peu de tiraillement dans la région lombaire, des douleurs légères vers la face interne des cuisses. J'examinai le ventre, avec le plus grand soin, et le trouvai en tous points indolore et parfaitement souple. Mme P... se plaignait d'une névralgie sus-orbitaire droite très-vive; l'œil droit était larmoyant et la paupière supérieure abaissée.

Pendant cet examen, je vis le facies de la malade changer brusquement, pâlir et se gripper; les lèvres, les ongles et le lobule du nez bleuirent sensiblement. Au bout de quelques minutes, frisson violent avec claquement de dents; on parvint difficilement à réchauffer la malade, au bout d'une heure et demie environ; puis survint une vive chaleur (39°), qui se prolongea jusqu'à onze heures et demie et fut suivie d'une transpiration abondante jusqu'à une heure. Dans l'après-midi, lassitude extrême et courbature des membres avec rémission complète de tous les phénomènes fébriles, qui apparurent à nouveau le lendemain et jours suivants, avec les mêmes caractères que la veille, et se répétèrent avec une intensité très-lentement décroissante jusqu'au 6 juillet.

Mme P... me dit, dès le premier accès, qu'elle reconnaissait cette fièvre : qu'elle était de nature palustre, et qu'elle en avait ressenti les effets, pour la première fois, sept ans avant, à Enghien-les-Bains. Depuis lors, des récidives s'étaient produites fréquemment, à l'occasion du moindre écart de régime ou d'un refroidissement ; depuis plus de deux ans, cependant, elle n'avait pas éprouvé de nouvelle atteinte. Dès la fin du premier accès, dont le caractère et la durée m'avaient alarmé, j'administrai le sulfate de quinine à la dose de un gramme, et la maintins pendant les trois jours suivants, pour arriver dès lors à la dose quotidienne de 0,80 c., qui fut continuée jusqu'à la fin du séjour à Cauterets.

Dans mes nombreuses visites à Mme P..., j'ai soigneusement examiné la poitrine et le ventre, et j'ai pu me convaincre que rien de ce côté ne pouvait expliquer cet état fébrile, à caractère d'ailleurs si net. Dès la fin du premier accès je trouvai, en outre, une douleur splénique bien marquée, qui venait encore confirmer le diagnostic de l'entité morbide. Les règles, apparues le 29 juin, furent normales, assez abondantes, et durèrent six jours.

Dès le 6 juillet, les accès se dégradèrent et ne furent plus marqués que par des malaises gastriques, accompagnés de quelques bouffées de chaleur ; et la malade put quitter Cauterets le 8 pour se rendre à Dieppe, où elle continua pendant un mois l'usage de la quinine, à doses faibles et éloignées, et de l'arsenic, sur la recommandation de son médecin de Rouen, M. le docteur Leudet.

Depuis lors, Mme P... a joui d'une santé parfaite : les fièvres intermittentes, qui récidivaient si fréquemment autrefois, n'ont plus reparu et les troubles utérins ne sont plus appréciables.

XXIIe OBSERVATION.

M. C..., âgé de 66 ans, a longtemps habité le Brésil et y a contracté des fièvres palustres rebelles, à récidives très-fréquentes et à type varié. Rémittentes au début, elles se montrèrent plus tard sous la forme intermittente quotidienne, puis tierce, puis quarte. Depuis le retour en France, il y a eu quelques récidives franches, à type tierce, traitées par le sulfate de quinine. Depuis plusieurs années, cependant, les atteintes effluviennes n'ont pas reparu ; mais M. C..., qui est fortement charpenté, se plaint fréquemment de douleurs névralgiques, d'affaiblissement graduel ; l'appétit est très-capricieux et faible, les digestions laborieuses. M. C... est d'ailleurs fort maigre et présente un teint terreux et bistré, fortement accentué.

Le 9 juillet 1885, le malade arrive à Cauterets, sur la recommandation de mon excellent maître, M. le docteur Moutard-Martin, membre de l'Académie de Médecine, pour y traiter un catarrhe pulmonaire de vieille date.

Prescription : Un quart verre d'eau Raillère et un quart verre d'eau Mauhourat, matin et soir. Bain chaque jour au Petit St-Sauveur, de 30 minutes à 34 ou 35° c.

A la date du 16 juillet, le malade prenait 3/4 verre d'eau Raillère, 3/4 verre d'eau Mauhourat matin et soir ; et ce traitement, combiné avec les bains du Petit St-Sauveur, fut jusque là parfaitement toléré.

Le 17 juillet à neuf heures du matin, je fus demandé près de M. C..., et le trouvai au lit : pouls à 82, température 38,5 ; langue saburrale ; prostration des forces ; tête lourde. Croyant à un embarras gastrique fébrile, je prescris un purgatif salin, dans la matinée. Le soir, à sept heures et demie, je revois le malade : même état des forces ; langue toujours saburrale ; fièvre plus forte que le matin ; pouls à 95 ; température 39°6 ; la tête est toujours lourde, le malade accuse un peu de vertige.

Le 18 juillet matin, même état que le 17 ; la fièvre a augmenté : pouls à 90, température 38°8. Le soir, pouls à 100, température 39°8. J'examine alors le foie et la rate : douleur à la palpation dans toute la région du foie, qui déborde le bord inférieur des fausses côtes, sur la ligne mamelonaire, de 3 centimètres ; la rate ne paraît pas hypertrophiée, mais une pression légère éveille la douleur splénique.

Prescription : Sulfate de quinine 0,60 c. à prendre immédiatement (neuf heures du soir) ; même dose pour le lendemain matin de bonne heure.

Le 19 au matin la fièvre a diminué : pouls à 80, température 38° 2 ; le soir du même jour le pouls est à 91, la température à 39°. Le malade est toujours très abattu, accuse de la courbature musculaire et se plaint encore de la tête.

Prescription : 0,60 c. sulfate de quinine à neuf heures du soir ; même dose pour le lendemain matin.

Le 20, à neuf heures du matin, la fièvre est tombée. Pouls à 68, température 37°6 ; le malade est moins abattu, demande un peu de bouillon et je l'engage à faire un repas léger à onze heures. La tête est dégagée.

Le même jour, à cinq heures du soir, le malade est pris d'un frisson qui dure vingt minutes environ et me fait demander. La réaction s'était opérée avant mon arrivée, et je constatai que le pouls était à 92, la température à 38°6 ; à sept heures du soir, une transpiration assez abondante se manifesta et dura jusqu'à huit heures et demie.

Prescription : Sulfate de quinine 0,40 c. à neuf heures du soir ; même dose pour le lendemain matin.

Le lendemain et jours suivants, les accès reparurent encore, avec le même caractère et à la même heure, mais en perdant graduellement d'intensité et de durée jusqu'au 28 juillet inclusivement. A cette date, et jusqu'au 29 juillet, le malade accuse encore un peu de lourdeur de tête à l'heure ordinaire des accès, et je fais continuer l'usage de la quinine en portant la dose à 0,50 c. par jour.

Le 30 juillet, l'état du malade étant satisfaisant, les forces revenues, ainsi que l'appétit, je repris la cure thermale, combinée avec le traitement arsenical, et M. C... quitta Cauterets le 7 août.

XXIIIe Observation.

Mon ancien camarade, le docteur de Lostalot de Bachoué, vice-consul à Djeddah, venu à Cauterets en juillet 1885, pour la santé des siens, me transmit l'observation suivante, recueillie par ses soins :

« Mme X..., résidant en Arabie, vient faire une saison à Cauterets en juillet 1885. Elle avait eu dans le courant de l'année quatre à cinq accès de fièvre intermittente quotidienne à Djeddah ; un dernier à son arrivée en France, dans les premiers jours de juin.

Le traitement thermal fut commencé à Cauterets le 21 juillet, et il avait été prescrit pour remédier à une débilitation générale et à une ancienne bronchite.

Prescription : Douches sur la colonne vertébrale, de cinq minutes (quatre minutes d'eau tiède sulfureuse, une minute d'eau froide) ; un quart de verre Raillère et un quart de verre Mauhourat, le matin ; un quart de verre César, le soir. Dès le quatrième jour, la boisson sulfureuse fut portée à un demi-verre Raillère, un demi-verre Mauhourat, le matin ; un demi-verre César, le soir.

Le cinquième jour, vers le soir, Mme X... est atteinte d'urticaire, avec démangeaison générale fort pénible.

Le sixième jour, à neuf heures du matin, l'éruption avait disparu ; et il se produisit un accès de fièvre intermittente, d'intensité moyenne, mais à stades parfaitement caractérisés, classiques, pour ainsi dire. Le sulfate de quinine fut administré dès la fin du troisième stade. Les accès se répétèrent quatre jours consécutivement à la même heure, avec une intensité rapidement décroissante. »

XXIVe Observation.

Mme L..., de Grenoble, névropathe accentuée, vint à Cauterets le 8 août 1885, sur la recommandation de mon très-distingué confrère, le docteur Faure (de Grenoble), avec les indications suivantes : « Mme L... a toujours joui d'une fort bonne santé. Des malaises névralgiques très-douloureux, des névropathies diverses ont seuls troublé, à diverses reprises, la sérénité de son état de santé...

« Actuellement, les névralgies diverses, qui se sont succédé chez elle pendant une douzaine d'années, ont fait place à des troubles de l'appareil respiratoire, qui me paraissent motiver une cure à Cauterets. Les troubles respiratoires que j'ai observés ne consistent qu'en une réduction de l'ampliation vésiculaire, avec diminution du murmure respiratoire. Je n'ai jamais perçu des phénomènes d'induration, soit par de la matité, soit par la transmission facile des souffles bronchiques. Cette réduction du murmure vésiculaire, je ne l'ai constatée que dans les sommets ; c'est là le seul motif qui m'incline à conseiller Cauterets, à titre préventif. »

Mon examen ne vint rien ajouter à cette description ; mais j'appris cependant que Mme L... avait eu autrefois des fièvres intermittentes, traitées par la quinine.

Prescription du 9 août : Bain tempéré à l'eau du Rocher, chaque jour; 1/4 Raillère, 1/2 Mauhourat, le matin ; 1/4 César, le soir.

A la date du 22 août, Mme L... prenait 3/4 Raillère, 3/4 Mauhourat, le matin; 3/4 César, le soir; les bains avaient été régulièrement continués, et je prescrivis, en outre, une grande douche froide, à piston brisé de vingt secondes.

Le 24 août, Mme L... fut prise brusquement, à neuf heures du soir, d'une névralgie faciale droite extrêmement violente ; la malade poussait les hauts cris, au moment de ma visite ; l'œil était larmoyant, la paupière abaissée. Je pratiquai immédiatement une injection sous-cutanée de morphine (0,01 c.); d'ailleurs, pas le moindre état fébrile. Les douleurs furent un peu calmées ; mais, cependant, assez vives encore pour empêcher tout repos pendant la nuit.

Le lendemain matin, je revins à l'injection de morphine, et j'obtins ainsi une sédation assez marquée dans la journée. Vers le soir, les douleurs reparurent avec une assez vive intensité ; la malade me dit qu'elle avait éprouvé, depuis cinq heures du soir, des petits frissons répétés à divers intervalles; et je constatai moi-même que le pouls était à 95 et la température à 38°6. L'auscultation de la poitrine faite avec le plus grand soin, la palpation du ventre ne dénotèrent rien d'anormal.

Le 26, une fièvre légère (38°2, pouls à 80), avec très-faible redoublement vers les sept heures du soir, persista toute la journée. J'administrai, dès-lors, le sulfate de quinine (neuf heures du soir), à la dose de 0,80 c., en cachets.

Le 27, Mme L..., qui allait fort bien et s'était même levée dans la matinée, fut prise à midi, une heure après son déjeuner, de frisson très-violent avec claquement de dents, qui se prolongea plus d'une demi-heure et fut suivi des stades classiques de chaleur et de sueur. A cinq heures du soir l'accès était terminé; et je prescrivis immédiatement une dose de 0,50 c. de sulfate de quinine, à renouveler encore à dix heures du soir.

Le 28, le 29 et le 30 août, l'accès fébrile reparut à la

même heure, mais en diminuant très-rapidement d'intensité.

Le 31 août, la malade put reprendre le traitement thermal interne, les bains et la douche froide, tout en continuant l'emploi du sulfate de quinine, à la dose quotidienne de 0,50 c. jusqu'au 5 septembre, époque à laquelle elle quitta Cauterets en parfaite santé.

XXVe Observation.

Mme M..., femme d'un officier supérieur d'artillerie, vint à Cauterets le 19 juillet 1882, sur la recommandation de mon très-distingué confrère, le docteur Hallé (de Paris), qui me donnait dans une lettre les renseignements suivants : « Mme M... a depuis plusieurs années une santé très-ébranlée ; quoique n'ayant pas de signes positifs de tuberculisation, elle a l'aspect d'une tuberculeuse. Elle a beaucoup maigri. La respiration est faible et obscure au sommet droit, en avant et en arrière ; le son est moindre à la percussion. Je n'ai jamais constaté ni râles, ni craquements. »

L'examen de la poitrine me donna les résultats déjà constatés par le docteur Hallé ; j'appris, en outre, que Mme M... avait fréquemment des transpirations nocturnes ; qu'elle avait eu, deux ans avant son arrivée, des fièvres intermittentes contractées dans une de ses propriétés, à l'occasion du dessèchement d'un marais. L'état général de la malade était déplorable : faiblesse très-grande, pas d'appétit, refroidissement constant des extrémités.

Mme M... accusait encore des pertes blanches assez abondantes, et je pus constater une exagération dans le volume et le poids de l'utérus; le col est gros, à tissu induré, surtout sur la lèvre postérieure ; un mucus épais sort de la cavité cervicale et oblitère l'orifice externe ; la menstruation est cependant régulière et normale.

Le traitement thermal fut entrepris dès le 20 juillet et conduit avec une extrême prudence.

Prescription du 20 juillet : Demi-quart de verre d'eau de la Raillère, quart de verre d'eau de Mauhourat, matin et soir.

La médication sulfureuse, lentement élevée, profitait à la malade : les forces augmentaient et la respiration devenait plus nette et plus ample sous la clavicule droite et dans la fosse sus-épineuse correspondante ; l'appétit était relativement bon. A la date du 2 août, elle prenait 3/4 de verre d'eau de la Raillère, un verre d'eau de Mauhourat, matin et soir.

Le 7 août, la malade, tout en constatant elle-même cette amélioration générale, se plaignit d'éprouver, depuis trois jours et à la même heure (une heure de l'après-midi), une somnolence invincible, avec sidération des forces et hébétude, qui duraient pendant deux heures environ. Je prescrivis alors une dose de 0,40 c. de sulfate de quinine à prendre à six heures du soir, et j'engageai Mme M... à me faire demander chez elle, ou à venir le lendemain à ma consultation, à l'heure même où se produisait cette somnolence qui m'intriguait.

Le lendemain 8 août, Mme M... se rendit chez moi à une heure de l'après-midi et pénétrait dans mon cabinet, après avoir attendu une heure environ. Sa démarche était indécise et vacillante, la physionomie altérée; elle accusait du vertige et parlait péniblement, d'une voix faible et saccadée; s'interrompait souvent et avait peine à retrouver le fil de sa pensée. Devant moi, elle tomba bientôt dans un état comateux, dont je ne pouvais la tirer que très-péniblement; de loin en loin elle répondait à mes questions, mais sans les comprendre; les extrémités étaient très-froides, le lobule du nez et les lèvres bleuâtres. Au bout de vingt minutes environ, survint un frisson très-violent avec claquement de dents; puis, au bout de sept à huit minutes, coma complet avec respiration stertoreuse, qui se prolongea plus d'une heure et demie. Très-effrayé de cet état, j'administrai, au moment même du frisson, une potion avec un gramme de sulfate de quinine, qui fut parfaitement tolérée.

Vers les quatre heures du soir, Mme M... revint à elle; le coma avait cessé, et je pus la faire transporter à son domicile. A six heures du soir, je revis cette intéressante malade avec mon excellent confrère et ami, le docteur Evariste Michel; elle était alors couchée et encore anéantie; elle accusait une courbature et une fatigue intellectuelle extrême; pouls petit, très-dépressible à 54 pulsations; douleur splénique manifeste, extrémités encore froides.

Nous fûmes d'avis, vu la gravité des accidents qui s'étaient produits dans la journée, et sous mes yeux, d'administrer encore, à huit heures du soir, une nouvelle dose d'un gramme de sulfate de quinine en potion, et d'ordonner, pour le lendemain matin, une troisième dose de sulfate de quinine de 0,50 c.

Le 9 à midi, l'accès reparut, mais sous une forme relativement très-bénigne : la malade retomba dans l'hébétude, accusa des douleurs musculaires, et un état comateux très-léger et de courte durée se produisit encore. Pouls très-petit, très-faible, à 58 ; extrémités froides. A deux heures de l'après-midi, la réaction se fit ; le pouls s'éleva à 75 et la température à 38°9.

A six heures du soir, la malade prit, en deux fois et à deux heures d'intervalle, une potion renfermant un gramme de sulfate de quinine, c'est-à-dire 1 gramme 50 dans la journée. Cette dose fut d'ailleurs maintenue pendant les trois jours suivants.

Le 10 août au matin, je trouvai la malade en état satisfaisant : elle demandait à manger ; l'intelligence était ouverte ; pas de douleurs musculaires ; pas de fièvre (pouls à 60, bien frappé ; température 37°6). La douleur splénique existe encore, mais très-obtuse ; faiblesse toujours très-grande.

A midi, un accès fébrile franc, à caractère classique, se manifesta : frisson, chaleur et sueur ; les divers stades durèrent peu et eurent une faible intensité.

Ces accès classiques se répétèrent, en diminuant chaque jour d'intensité, jusqu'au 13 août, époque à laquelle survinrent des phénomènes d'intolérance (vomissements, diarrhée), qui nous obligèrent à administrer la quinine dès le lendemain sous forme de pommade, (axonge, 30 grammes, sulfate de quinine 2 grammes), appliquée dans le creux axillaire, préalablement frictionné.

Le 14, le 15, le 16 août, les accès fébriles se manifestèrent aux mêmes heures que précédemment, mais avec une intensité plus grande; et nous attribuâmes ce léger retour offensif au mode d'administration de la quinine, imposé par les circonstances.

Le 17 août au soir, nous donnâmes en cachets la dose de 0,60 c. de quinine qui fut parfaitement tolérée; et dès lors, en maintenant chaque jour cette dose, nous eûmes définitivement raison des accès fébriles, qui allèrent se dégradant de plus en plus pour disparaître complètement à la date du 25 août. Quoi qu'il en fût, nous persistâmes jusqu'au jour du départ dans l'administration du sulfate de quinine, à la dose de 0,50 c. par jour, associé à l'arsenic; et le 2 septembre, Mme M..., quoique très-faible encore, put quitter Cauterets, avec la recommandation de continuer le traitement arsenical.

J'ai revu cette très-intéressante malade à Paris, en mai 1884. Elle n'avait plus éprouvé d'atteintes effluviennes, l'état des forces était très-satisfaisant; elle avait un embonpoint relatif, et la respiration me parut normale et à peu près égale de chaque côté.

Mon excellent ami et confrère, le docteur Evariste Michel, médecin inspecteur-adjoint des eaux de Cauterets, auquel j'avais fait part de mes recherches, me transmet deux nouvelles observations avec l'annotation suivante : « Tels sont les cas dont je me souviens d'une façon positive. J'en ai vu bien d'autres, et il résulte de mes souvenirs que vous êtes tout à fait dans la vérité. »

XXVIe OBSERVATION.

Relevée par M. le docteur Evariste Michel.

J'ai vu une dame de L... , ayant eu un retour de fièvre intermittente quotidienne très-caractérisée, par l'usage des eaux de la Raillère en bains et en boisson, prescrites en vue de modifier une pharyngite chronique. La cessation du traitement sulfureux et un peu de quinine ont eu raison de ce mouvement intermittent.

XXVIIe OBSERVATION.

Relevée par M. le docteur Evariste Michel.

Cette année, j'ai vu une dame des Landes qui avait contracté des accès maremmatiques, en habitant sur les bords d'un étang vidé pour la pêche. Ces accès, disparus depuis assez longtemps, ont reparu à Cauterets, sous l'influence de la seule boisson de la Raillère. Un peu de quinine et la cessation du traitement sulfureux ont mis fin à ce retour offensif.

Je pourrais citer encore de nombreuses observations analogues aux précédentes ; mais celles-ci sont assurément les plus nettes, les plus simples et, par suite, les plus incontestables. Dans celles que je possède encore, les manifestations palustres sont venues compliquer des phénomènes d'excitation générale, provoqués par le traitement sulfureux.

J'appelle, d'ailleurs, plus particulièrement l'attention de mes confrères sur la sévérité des accidents signalés dans la xxve Observation. Elle suffit à démontrer que le médecin thermal doit se tenir constamment sur ses gardes et imposer une sage et prudente administration de nos eaux sulfureuses, quand il les donne à un malade atteint, à une époque quelconque plus ou moins éloignée, d'affections palustres. En effet, le réveil de ces accidents, jusqu'alors larvés, peut se produire soudainement sous l'influence de la médication thermale, et affecter, parfois et presque d'emblée, un caractère de gravité.

Il importe donc que, dès le premier examen, le médecin s'enquière exactement des antécédents palustres du malade; et que, par une inspection directe, il se rende compte de l'état du foie et de la rate. Il peut ainsi faciliter le diagnostic de l'entité morbide, ou du moins s'inspirer d'une sage prudence dans l'administration des eaux.

CHAPITRE III.

Parallèle entre l'action des eaux sulfureuses de Cauterets et l'action du sulfate de quinine sur la diathèse palustre.

Cette action révélatrice des eaux sulfureuses de Cauterets sur la diathèse palustre, que nous croyons avoir suffisamment démontrée par nos observations, doit être rapprochée de l'action du sulfate de quinine lui-même dans les mêmes cas. Bien souvent, en effet, nous avons observé dans notre pratique ordinaire à Pau, et parfois de concert avec le docteur Duboué, que de faibles doses de ce remède (40 à 50 c.) administrées à d'anciens palustres, à propos d'affections étrangères en apparence à l'impaludisme, déterminaient la brusque apparition d'accès fébriles franchement intermittents et à forme classique, qui viennent alors éclairer le diagnostic de l'entité morbide et engager le médecin à persévérer dans la médication quinique.

« Un autre grief contre la quinine, écrit le docteur Duboué, se tire de l'apparition de véritables accès fébriles après l'administration de ce remède dans certains cas d'impaludisme du 2e et du 3e degré (1). Quoique je n'aie pas fait à cet égard de relevé statistique précis, je ne crois pas être bien loin de la vérité, en disant *qu'une fois sur cinq ou six de ces cas*, on verra survenir un de ces accès fébriles plus ou moins bien caractérisés.... La fièvre ne survient, après l'administration du quinquina ou du sulfate de quinine, que lorsqu'il y a réellement impaludisme.... Sous l'influence d'un traitement quinique encore insuffisant, l'empoisonnement miasmatique revient à son type primitif, la fièvre intermittente ; et dès lors, celle-ci guérit comme toute fièvre intermittente légitime, à la suite de l'administration prolongée du médicament fébrifuge. *D'insidieuse qu'elle était auparavant, l'infection palustre est devenue franche et se révèle à nous par ses caractères habituels* ».

« Loin de s'effrayer de l'apparition de ces accès, on doit donc s'en réjouir ; car rien ne saurait mieux confirmer un diagnostic encore obscur ou simplement douteux.... ».

(1) *De l'impaludisme*, par le docteur Duboué (de Pau). Paris, librairie Alexandre Coccoz, 1881, 2e édition, p. 390.

D'ailleurs, pour compléter ce parallèle entre l'action du sulfate de quinine et celle de nos eaux sulfureuses, nous rappellerons les expériences physiologiques, pratiquées sur notre demande, par notre excellent ami M. le professeur Feltz de la faculté de médecine de Nancy (1) ; expériences dont nous avons publié les résultats en 1882, dans un travail sur les maladies utérines (2), et qui démontrent, de concert avec les faits cliniques, que nos eaux sulfureuses, en agissant sur les vaso-moteurs, provoquent les contractions de la fibre musculaire lisse des artérioles, à la façon du sulfate de quinine lui-même.

Cette similitude d'action physiologique et pathogénétique viendrait à l'appui des observations cliniques de Fabas et de Cyprien Camus, que nous avons reproduites dans le 1er chapitre (*observations* v^e^, viiie, ixe, x^e^, xie), où l'on voit des fièvres intermittentes rebelles traitées et guéries par le seul usage des eaux sulfureuses.

Qu'on n'aille pas croire, cependant, que nous cherchions à faire revivre, dans ce qu'elle a de trop exclusif, cette ancienne pratique thermale, que nous jugeons tout au moins inutile dans *les affections palustres aigues*, si faciles à combattre, en toute sécurité, par l'emploi du sulfate de quinine. Tout en tenant compte, assurément, des faits cliniques cités par Fabas et Cyprien Camus, nous avons le droit de nous demander si l'avenir a confirmé les heureux résultats, constatés au cours de la cure

(1) Voir à la fin de l'ouvrage le rapport de M. le professeur Feltz.

(2) *Des maladies utérines et de leur traitement par le seigle ergoté, le sulfate de quinine, les eaux sulfureuses en général, et plus spécialement par les eaux de Cauterets*, par le Dr Constant Robert. G. Masson, éditeur. Paris 1882.

thermale par ces consciencieux observateurs; et encore, si les affections palustres aigues, qu'ils ont eu à traiter, n'ont pas subi un simple temps d'arrêt tout spontané, sauf à reparaître un peu plus tard, sous une forme différente. Enfin, et comme dernière objection à cette pratique trop absolue, nous rappellerons encore l'acuité des symptômes palustres (acuité éveillée par les eaux sulfureuses), que nous avons signalée dans la xxve Observation ; et nous terminerons en disant que les eaux sulfureuses ne sauraient être appliquées, à l'*exclusion du traitement spécifique*, dans les formes franchement aigues et même sub-aigues de la diathèse palustre ; mais qu'il peut être fort utile de combiner, au bout de quelques jours, l'action de la quinine avec le traitement thermal et l'hydrothérapie, pour éviter les récidives.

CHAPITRE IV.

CONCLUSIONS.

Si nous sommes arrivé à démontrer, par la série d'observations personnelles et autres, que nous avons relevées dans le deuxième chapitre :

1° Que nos sulfureuses-sodiques peuvent servir de pierre de touche dans les formes tertiaires et larvées de la diathèse palustre;

2° Que leur emploi doit être minutieusement surveillé chez les anciens palustres, quelque légère que soit l'affection qui a fait conseiller la cure thermale; nous aurons rempli tout le but que nous permet d'atteindre notre pratique thermale personnelle.

On comprendra, dès-lors, l'excellent parti que le médecin peut tirer, dans certains cas douteux et obscurs, de l'emploi de nos eaux. Elles éclairent, en effet, d'une vive lumière l'entité morbide palustre d'une foule d'affections d'origine incertaine ou méconnue, et permettent ainsi de recourir, à coup sûr, à la médication quinique, médication souveraine en cette circonstance, et d'autant plus puissante qu'elle peut être combinée, au bout de quelques jours, avec la médication sulfureuse et hydrothérapique.

On voit par là, et nous le répétons encore, que nous n'avons nullement la prétention de préconiser l'emploi de nos eaux, de préférence à la quinine, dans les états palustres aigus.

Malgré les observations fort intéressantes du docteur Fabas, de Cyprien Camus (Observations v^{e}, VIIIe, IXe, X^{e}, XIe) et le dire de Minvielle, nous pensons avec Borie qu'il serait tout au moins inutile de recourir, en pareilles circonstances, à l'emploi exclusif de nos eaux ; et qu'il convient de les réserver pour une autre période de l'intoxication palustre.

Tout autre, en effet, est notre sentiment à l'égard de l'action de nos fontaines sur la cachexie palustre et son cortège d'obstructions organiques. Dans ces cas où l'action de la quinine, du quinquina, de l'arsenic même, est bien souvent stérile, les observations si remarquables, si précises et si nettes de Théophile de Bordeu et de Cyprien Camus (Observations Ire, IIe, IIIe, IVe, VIe, VIIe), démontrent clairement l'action puissante et curative de nos eaux.

Nous n'avons, sur ce point, aucune expérience personnelle ; car il n'est plus de mode, et depuis longtemps, d'utiliser les sulfureuses dans les cachexies palustres, et nous n'avons, par suite, jamais eu l'occasion de les traiter à Cauterets. Nous croyons, cependant, que l'autorité de Théophile de Bordeu, du modeste et savant Cyprien Camus, engagera nos confrères à revenir à la médication sulfureuse dans ces cas désespérants pour la médecine ordinaire.

RAPPORT ET EXPÉRIENCES

De M. le docteur Feltz, professeur d'anatomie et de physiologie pathologique à la Faculté de médecine de Nancy, sur l'action physiologique des eaux de la Raillère, de Cauterets.

Mon cher ami,

En me pressant beaucoup, j'ai pu finir aujourd'hui l'étude de la Raillère, de Cauterets. Je ne sais si ce que je vais vous dire cadre avec vos observations cliniques.

J'ai procédé de la manière suivante :

1° Étude de la circulation sur la patte de grenouilles, à l'état normal, convenablement fixées sur des plaques de liège.

2° Influence qu'exercent sur la circulation périphérique la section et la destruction de la moëlle.

3° Injection sous-cutanée d'une et de deux seringues de Pravaz, d'eau de la Raillère (eau que je n'ai point chauffée, à cause de la température basse des grenouilles). *Les grenouilles qui ont reçu cette injection, avaient été observées avant l'opération pendant une heure ou deux.*

4° Injections semblables aux précédentes à des grenouilles, *dont la moëlle avait été préalablement coupée, puis détruite dans le tronçon inférieur.*

Voici maintenant ce que j'ai observé, en suivant l'ordre que je viens de vous indiquer :

1° Le calibre des artérioles de la patte des grenouilles, fixées convenablement sur des plaques de liège perforées, varie beaucoup, surtout suivant les mouvements musculaires qui s'effectuent dans le membre. Si l'on a soin d'immobiliser, dans les limites du possible, le membre, et si l'on évite toute hémorrhagie, il vient un moment où les artérioles restent avec des diamètres sensiblement constants; en tout cas, elles reviennent toujours à ces diamètres, lorsque ceux-ci ont été quelque peu modifiés par les mouvements généraux impossibles à empêcher. J'avais un instant songé, pour immobiliser l'état de la circulation dans une condition déterminée, à utiliser le curare ; mais cela conduirait à une immobilisation vasculaire que l'eau sulfureuse ne saurait vaincre.

2° La section de la moëlle épinière, toujours faite au niveau de la région dorsale, entraîne, immédiatement et toujours, une dilatation très-sensible des artérioles. La dilatation de ces vaisseaux atteint assez rapidement un certain maximum. La suppression des mouvements volontaires a donc une influence sur le calibre des artérioles.

L'excitation des mouvements réflexes montre clairement qu'aussi longtemps que ceux-ci existent, l'on observe une assez grande variation dans le diamètre des artérioles ; celles-ci reviennent assez rapidement à leur dimension maxima, l'excitation réflexe venant à cesser.

La destruction du tronçon inférieur de la moëlle, préalablement sectionnée, amène l'immobilisation du diamètre des artérioles dilatées.

3° L'injection d'une ou de deux seringues de Pravaz d'eau sulfureuse de la Raillère, sous la peau de grenouilles, mises en observation sur les planchettes de liège trouées, *est suivie assez rapidement d'une diminution très sensible du diamètre des artérioles*. Cette diminution de calibre de ces petits vaisseaux n'est cependant pas maxima ; car, par les mouvements volontaires ou réflexes, le resserrement des artérioles peut encore dépasser les limites atteintes sous l'influence de l'eau sulfureuse. *Mais il est à noter que, les mouvements volontaires ou réflexes venant à cesser, les artérioles reprennent plus ou moins vite le diamètre qu'elles avaient avant la survenance des mouvements, mais non ceux qu'elles avaient avant l'injection de l'eau de la Raillère.*

CETTE EAU SULFUREUSE SEMBLE DONC AGIR SUR LES ARTÉRIOLES DE LA GRENOUILLE EN RÉTRÉCISSANT LEUR DIAMÈTRE. LE RESSERREMENT DES ARTÉRIOLES, AINSI OBTENU, SE MAINTIENT PENDANT PLUSIEURS HEURES.

4° En sectionnant la moëlle épinière, sans toucher à l'aorte, l'on supprimera, comme nous l'avons dit, les mouvements volontaires ; les artérioles se dilatent alors dans la patte et conservent leurs diamètres aggrandis, s'il ne se produit pas de réflexes. La dilatation reste permanente, si l'on supprime le pouvoir réflexe dans l'arrière-train, en détruisant le tronçon inférieur de la moëlle, préalablement sectionnée. *Dans l'un comme dans l'autre cas, l'action de l'eau de la Raillère ne se produit plus : l'on n'observe plus de resserrement des artérioles, leurs diamètres restent ce qu'ils étaient avant l'injection.*

L'ACTION STHÉNIQUE INCONTESTABLE DE L'EAU DE LA RAILLÈRE SUR LES ARTÉRIOLES DE LA GRENOUILLE, SEMBLE DONC NE PAS S'EXERCER DIRECTEMENT SUR LES FIBRES MUSCULAIRES LISSES DES PAROIS ARTÉRIELLES, MAIS ELLE PARAIT ÊTRE UN EFFET DE L'IMPRESSION DU SYSTÈME NERVEUX CENTRAL, PAR LES PRINCIPES CONTENUS DANS CETTE EAU MINÉRALE.

Nancy, 22 mars 1882.

FELTZ.

TABLE DES CHAPITRES.

www.ingramcontent.com/pod-product-compliance
Ingram Content Group UK Ltd.
Pitfield, Milton Keynes, MK11 3LW, UK
UKHW021146230726
13926UKWH00002B/966